OZÔNIO

A Revolução Azul

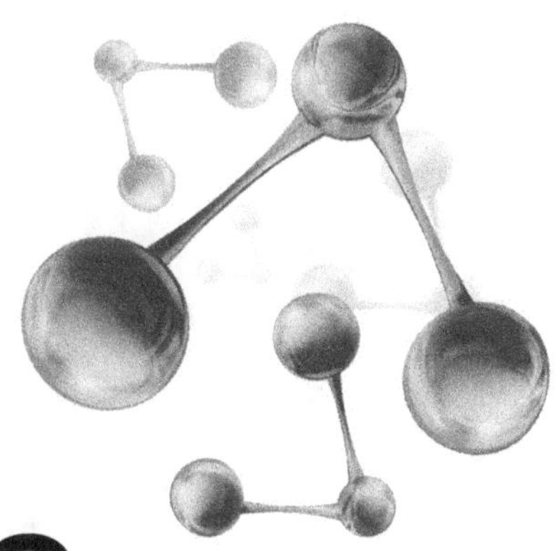

Como uma molécula pode mudar nossas vidas

Dr. M. Franzen

Sumário

O Início..5
A Evolução.. 11
A Ascensão.. 15
O Declínio.. 19
A Retomada..23
A Estrutura Química....................................27
A Camada de Ozônio....................................31
A Toxicidade do Ozônio............................... 35
A Produção de Ozônio................................. 39
O Poder do Ozônio.................................... 41
Aplicabilidades do Ozônio na Água......................43
Eletrodomésticos Poluentes........................... 51
Ozonioterapia 55
Produtos Ozonizados..................................67
Relatos Históricos da Ozonioterapia................... 83
Contra-Indicações da Ozonioterapia................... 87
Legislação sobre a Ozonioterapia..................... 89
Fim da Jornada....................................... 93
Créditos Especiais....................................95
Referências.. 97
Autoria.. 99

<h1 style="text-align:center">Capítulo I</h1>

O Início

Martinus Van Marum, um químico holandês renomado, estava imerso em seu laboratório em Haarlem, nos Países Baixos, cercado por uma miríade de tubos de ensaio, equipamentos científicos e livros empoeirados. Ele era conhecido por sua paixão pela experimentação e sua busca incansável por compreender os segredos da natureza.

Em uma tarde chuvosa de 1750, enquanto trabalhava em seus experimentos mais recentes, Van Marum notou algo intrigante. Ao realizar experimentos com eletricidade estática, uma sensação de frescor e um cheiro característico invadiu o ar ao redor de seu "eletrificador". Curioso, ele se aproximou para investigar mais de perto.

Enquanto observava o arredor do aparelho, ele notou um cheiro peculiar, algo entre o fresco e o ligeiramente metálico. Intrigado, ele começou a conduzir uma série de experimentos meticulosos, registrando cada observação com cuidado.

Van Marum logo percebeu que o fenômeno estava relacionado à produção de eletricidade estática e à presença de um gás anteriormente desconhecido. Ele coletou amostras do ar ao redor do eletrificador e as levou para análise em seu laboratório.

Após dias de análise cuidadosa, Van Marum identificou que era um certo gás o responsável pelo cheiro peculiar. Sua descoberta não apenas expandiu o conhecimento científico da época, mas também lançou as bases para o estudo mais aprofundado da química atmosférica.

Sua meticulosa experimentação e curiosidade incansável abriram novos horizontes no campo da química, deixando um legado duradouro que continuaria a inspirar cientistas por gerações.

Anos se passaram desde os dias tumultuados de Van Marum em seu laboratório. Sua descoberta foi apenas o começo de uma jornada que continuaria a ecoar através das décadas e inspirar gerações de cientistas.

Enquanto o tempo avançava, os ensinamentos e seus escritos tornaram-se pilares da comunidade científica, guiando estudantes e pesquisadores em suas próprias jornadas de descoberta. Seu legado continuou a crescer, atravessando fronteiras e influenciando mentes em todo o mundo.

Em meio aos avanços científicos do século XIX, na Alemanha, um fenômeno chamou a atenção dos pesquisadores. Foi em 1839 que o mistério desse ar picante começou a ser desvendado, com o relato do primeiro cientista a identificar a substância responsável por esse odor peculiar.

Christian Friedrich Schönbein relatou a existência de uma substância responsável pelo odor característico que aparecia no eletrodo positivo quando se realizava a eletrólise da água, o mesmo odor percebido quando se produzia um arco elétrico entre dois eletrodos.Schönbein sugere que tal odor característico seja oriundo de uma substância química, e dá a ela o nome de ozônio.

O nome "ozônio" tem origem na palavra grega "ozein". Schönbein batizou-o com o nome alemão de "ozon", com origem na palavra grega "ozein" que significa: "aquilo que cheira", em francês e inglês: "ozone" e em português "ozônio".

Essa escolha de nome foi feita devido ao odor peculiar associado ao gás ozônio, que muitas pessoas descrevem como fresco ou ligeiramente picante. Assim, o nome "ozônio" reflete diretamente a capacidade de detectar esse gás pelo cheiro, o que foi uma das primeiras formas de identificação do ozônio.

Em carta escrita a Jacob Berzelius em 14 de abril de 1844, Schönbein menciona a utilização de um interessante método para a detecção da presença do ozônio, ele faz uso de tiras de papel embebidas em solução de amido contendo o sal iodeto de potássio.

Dentre os demais testes avaliados por ele para detectar este gás, o teste com as tiras de papel se mostrou o mais sensível e conveniente, indicando a presença do ozônio mesmo quando seu odor característico não era perceptível.

Sabe-se hoje que o ozônio decompõe o iodeto de potássio gerando iodo livre, e este então reage com o amido tornando o papel azul. Schönbein, que certamente realizou muitos experimentos com as tiras de papel, registra em uma de suas anotações que ao fazer tais experimentos, percebeu que ao mergulhar uma ponta da tira em uma solução aquosa, o solvente e as substâncias dissolvidas subiam pelo papel com velocidades diferentes.

Tais observações levaram seus alunos a dedicar praticamente toda sua carreira científica a realizar separações de pigmentos em tiras de papel, mas essa é outra história.

O ozônio foi reconhecido como uma forma de oxigênio altamente reativo e desempenha um papel crucial na filtragem da radiação ultravioleta do sol na estratosfera da Terra.

O ozônio exerce uma função essencial na proteção da vida na Terra. Na estratosfera, uma camada da atmosfera localizada entre cerca de 10 e 50 quilômetros acima da superfície terrestre, o ozônio forma uma camada que absorve grande parte da radiação ultravioleta (UV) do sol.

A radiação UV é prejudicial para os seres vivos, pois pode causar danos ao DNA das células e levar a problemas de saúde, como câncer de pele e danos oculares. O ozônio atua como uma espécie de "filtro" natural, absorvendo a maior parte dessa radiação UV antes que ela atinja a superfície da Terra.

Portanto, a presença do ozônio na estratosfera é crucial para proteger os seres vivos, incluindo os seres humanos, dos efeitos nocivos da radiação ultravioleta do sol.

A compreensão desse papel do ozônio levou a esforços globais para preservar e proteger a camada de ozônio, incluindo a implementação do Protocolo de Montreal, um acordo internacional projetado para eliminar gradualmente substâncias que destroem o ozônio.

Embora Martinus Van Marum tenha sido mencionado anteriormente por supostamente detectar o ozônio pelo cheiro em 1750, a contribuição mais reconhecida para a descoberta e identificação do ozônio é atribuída a Christian Friedrich Schönbein em 1839.

Capítulo II

A Evolução

Logo após a descoberta do ozônio por Christian Friedrich Schönbein em 1839, foi percebida a capacidade do ozônio de reagir com uma variedade de substâncias orgânicas e inorgânicas .

Um marco importante ocorreu em 1896, quando o médico alemão Dr. J.H. Kellogg relatou o uso de ozônio em um artigo publicado no The Electrical Review and Western Electrician. Ele descreveu como o ozônio poderia ser usado para purificar a água e o ar em ambientes hospitalares e para tratar doenças infecciosas.

O uso do ozônio na medicina passou a ser explorado ao longo do século, com pesquisas adicionais sobre seus efeitos antimicrobianos e suas potenciais aplicações terapêuticas.

No final do século XIX e início do século XX, o ozônio começou a ser utilizado em aplicações de desinfecção devido à sua alta reatividade. Os primeiros usos incluíam a purificação de água e o tratamento de águas residuais para eliminar bactérias, vírus e outros microrganismos patogênicos.

Em 1857, o físico Dr. Werner Von Siemens desenvolveu o primeiro gerador de ozônio industrial, o Gerador de Alta Frequência, aparelho que forma o gás ozônio em átomos de oxigênio por meio de descargas elétricas. A geração de ozônio envolve a formação intermediária de radicais de oxigênio atômico, que podem reagir com o oxigênio molecular.

O Ozônio é uma substância relativamente instável que espontaneamente decompõe-se em oxigênio. É um agente oxidante poderoso, capaz de envolver-se em muitas reações químicas com substâncias orgânicas e inorgânicas.

Em 1873, Cornelius Benjamin Fox descobriu a capacidade do ozônio para eliminar microrganismos. Há evidências do seu uso como desinfetante desde 1881, de acordo com o mencionado pelo Dr. John Harvey Kellogg (1852 – 1943) no seu livro sobre difteria. A descoberta atravessou o oceano para a América do Norte e, em 1885, a Florida Medical Association publicou o primeiro livro sobre aplicações médicas do ozônio, escrita em 1885 pelo médico Dr. Charles J. Kenworth.

Comercialmente, o ozônio era aplicado, por exemplo, na esterilização de água para a indústria farmacêutica, para a potabilização da água para o consumo, como desinfetante, e no tratamento de efluentes, para a remoção do cheiro e de substâncias tóxicas.

A habilidade do ozônio para desinfecção de água foi descoberta em 1886 e em 1891 testes pilotos já eram realizados em Martinkenfelde, na Alemanha.

A eficácia do ozônio como desinfetante é devido à sua capacidade de oxidar e destruir os microrganismos, quebrando suas membranas celulares e desativando suas enzimas. Além disso, o ozônio se decompõe rapidamente em oxigênio após o uso, sem deixar resíduos tóxicos, o que o torna uma opção atraente para a desinfecção em muitos setores.

Nikola Tesla, reconhecido por Albert Einsten, como maior inventor do mundo emitiu a primeira patente para um gerador de ozônio que utilizava descarga corônica usando placas de metal carregadas para atuar no ar ambiente.

Em 1896, Tesla fundou a Tesla Ozone Company em Nova York. A empresa foi estabelecida com o objetivo de explorar os benefícios potenciais do ozônio para aplicações industriais e médicas. Tesla acreditava que o ozônio tinha propriedades terapêuticas e poderia ser usado para purificar a água, desinfetar ambientes e até mesmo tratar doenças.

No entanto, apesar do interesse inicial e dos esforços de Tesla para comercializar o ozônio, a Tesla Ozone Company enfrentou desafios significativos e não conseguiu alcançar o sucesso esperado. As aplicações comerciais do ozônio naquela época ainda eram limitadas devido às dificuldades técnicas e à falta de compreensão completa de suas propriedades.

Embora a Tesla Ozone Company não tenha alcançado o sucesso comercial desejado, a pesquisa de Tesla sobre o ozônio contribuiu para o desenvolvimento contínuo de aplicações de ozônio em diversos campos, como a desinfecção de água, tratamento médico e purificação de ar. O legado de Tesla ainda continua a inspirar pesquisadores e inovadores.

Mais tarde, no ano de 1907, na cidade de Nice na França, Marius-Paul Otto criou a "Companhia Geral de Ozônio", agora "Companhia de Água e Ozônio", a primeira empresa que utiliza o ozônio para a esterilização da água. Desde então, o ozônio foi aplicado continuamente em Nice na França, fazendo com que a cidade fosse chamada de "local de nascimento" do ozônio para o tratamento da água potável.

Até 1914 o número de estações de tratamento de água utilizando ozônio cresceu significativamente e devido a eficácia do ozônio na purificação da água, a expansão pela Europa havia se espalhado e já existia um total de 49 instalações.

Capítulo III

A Ascensão

Durante a Primeira Guerra Mundial, no sombrio cenário dos campos de batalha europeus, os ferimentos eram frequentes e muitas vezes devastadores. No entanto, em meio ao caos e à dor, os médicos e enfermeiros procuravam constantemente novas formas de aliviar o sofrimento dos soldados.

Os avanços médicos eram frequentes, e os médicos de campo frequentemente experimentavam novas técnicas para lidar com os desafios únicos apresentados pelos ferimentos de guerra.

Em um posto médico improvisado próximo à linha de frente, um médico militar francês, cujo nome real não foi registrado, enfrentou um desafio comum da guerra: um soldado com ferimentos graves e infectados. Confrontado com a falta de opções de tratamento eficazes, o médico lembrou-se de uma recente descoberta na comunidade médica: o uso do ozônio como desinfetante.

Com o consentimento do soldado e apesar das incertezas sobre os efeitos do ozônio, o médico decidiu tentar essa nova abordagem. Ele aplicou o ozônio cuidadosamente nas feridas do soldado, observando atentamente qualquer melhora ou reação adversa.

Ao longo dos dias seguintes, o médico testemunhou um notável progresso no estado do soldado. À medida que os dias passavam, o soldado começou a mostrar sinais de melhora. Suas feridas começaram a cicatrizar mais rapidamente do que o esperado, e a infecção recuou gradualmente.

O tratamento com ozônio havia sido um sucesso.

A notícia do sucesso se espalhou rapidamente pelo campo médico, e logo outros médicos começaram a adotar o uso do ozônio no tratamento de ferimentos de guerra. O ozônio se tornou uma ferramenta valiosa nos esforços para salvar vidas e aliviar o sofrimento dos soldados feridos durante a guerra, ganhando aceitação e reconhecimento em toda a comunidade médica militar.

Com o tempo, a comunidade médica militar reconheceu o potencial do ozônio não apenas como uma ferramenta de tratamento, mas também como uma medida preventiva contra doenças infecciosas em ambientes de combate. A aplicação sistemática de ozônio em ambientes hospitalares e campos de batalha tornou-se parte integrante dos protocolos de saúde militar.

Além disso, o sucesso do ozônio no tratamento de ferimentos de guerra despertou o interesse de médicos civis e pesquisadores médicos, levando a uma maior investigação sobre os efeitos do ozônio na saúde humana. Essa pesquisa resultou em avanços significativos na compreensão dos mecanismos de ação do ozônio e na identificação de novas aplicações médicas.

Dessa forma, o ozônio, inicialmente adotado como uma solução emergencial para tratar ferimentos de guerra, acabou se tornando uma ferramenta vital na medicina militar e civil, contribuindo para salvar vidas e melhorar a saúde em todo o mundo.

Capítulo IV

O Declínio

Assim, em meio à brutalidade da guerra, a aplicação prática do ozônio emergiu como uma ferramenta valiosa para salvar vidas e mitigar o sofrimento dos soldados feridos. Embora os detalhes exatos e os nomes dos médicos envolvidos possam ter se perdido para a história, o legado do uso do ozônio durante a Primeira Guerra Mundial permanece como um exemplo do engenho humano em tempos de adversidade.

E foi nessa mesma época em que o crescimento do ozônio também caiu, pois foi durante a primeira guerra mundial, quando pesquisas relacionadas a gases venenosos levaram a descoberta do cloro, como desinfetante, que do ponto de vista econômico era mais vantajoso, barato e fácil de produzir. Enquanto isso, o número de instalações de ozônio continuou se expandindo lentamente, principalmente na Europa, e em 1936 já havia aproximadamente 100 instalações na França e 140 no mundo.

O uso do cloro como arma química durante a Primeira Guerra Mundial foi um marco crucial na história da guerra moderna. Sua introdução causou estragos devastadores nos campos de batalha, gerando uma nova forma de terror e destruição. O cloro era relativamente fácil de produzir em grande escala e seu efeito asfixiante e corrosivo tornava-o uma ferramenta terrível na guerra.

Durante a Guerra, o cloro foi empregado como arma química pela primeira vez em larga escala. Em abril de 1915, durante a Batalha de Ypres, na Bélgica, as forças alemãs lançaram cilindros de cloro na linha de frente, criando uma nuvem tóxica que se espalhou pelo campo de batalha. O gás cloro causou asfixia e danos respiratórios severos às tropas aliadas, resultando em milhares de mortes e ferimentos.

O ozônio, por outro lado, embora conhecido por suas propriedades oxidantes e desinfetantes, não encontrou aplicação prática significativa na guerra. Enquanto o cloro era empregado como uma arma letal para causar danos diretos aos soldados inimigos, o ozônio, com sua natureza mais volátil e reativa, não era tão adequado para esse propósito.

Porém a realidade é que o cloro, como é economicamente mais barato, tornou-se e continua até os dias atuais como o desinfetante mais utilizado no mundo.

Após a guerra, o Protocolo de Genebra de 1925 proibiu o uso de armas químicas, incluindo o cloro, em conflitos armados, marcando um momento crucial na história da guerra química.

E em 1940, com a descoberta da penicilina e de outros antibióticos, fizeram com que o Ozônio fosse afastado do uso na medicina tradicional dos anos 40 em diante e assim houve um rápido declínio no uso do ozônio na medicina tradicional. Os antibióticos representaram uma revolução na prática médica, oferecendo uma maneira eficaz de combater infecções bacterianas de forma rápida e relativamente fácil.

Além disso, o surgimento dos antibióticos coincidiu com um período de rápida industrialização e avanços tecnológicos na medicina, o que levou a uma maior confiança na ciência e na medicina baseada em evidências.

Consequentemente, o ozônio foi amplamente afastado da prática médica convencional e seu uso diminuiu significativamente nas décadas seguintes. Enquanto os antibióticos se tornaram a principal arma contra infecções bacterianas, o ozônio foi relegado a um papel secundário e, em muitos casos, esquecido pela comunidade médica.

Capítulo V

A Retomada

A partir de 1975, foi descoberto que compostos organoclorados (subprodutos das reações do cloro com matéria orgânica) são cancerígenos e consequentemente o cloro começou a ter sua aplicação cada vez mais limitada. Os estudos científicos mostraram uma correlação entre a exposição a esses subprodutos do cloro e o aumento do risco de câncer em humanos, levando a preocupações crescentes com a segurança da água tratada com cloro.

A principal preocupação quanto aos organoclorados é o potencial de formação dos trihalometanos (THM), produzidos geralmente na fase de pré-oxidação da água bruta com cloro antes do processo físico-químico de tratamento de água.

Desta forma o ozônio ressurgiu como uma das principais alternativas na substituição do cloro, resultando na retomada do desenvolvimento das aplicações de ozônio e principalmente dos sistemas de geração de ozônio.

O Ozônio é considerado um agente com atividade biocida maior que o cloro. Além disso, o cloro tem alto poder corrosivo e é precursor de agentes orgânicos halogenados, conhecidos por serem carcinogênicos.

A combinação de tratamento de ozônio e carvão ativado tem diminuído o consumo de cloro no tratamento de água e consequentemente reduzido à formação de trihalometanos (THMs).

Em 1982, Hermann von Ohlmüller, médico e pesquisador alemão, conduziu experimentos que demonstraram a capacidade do ozônio de destruir organismos patogênicos, incluindo o Bacillus anthracis, responsável pela doença do carbúnculo, a Salmonella typhosa, causadora da febre tifóide, e os vibrios, responsáveis por várias doenças infecciosas.

Em 1985, pesquisadores concluíram que a utilização do ozônio pode ser uma ferramenta valiosa na indústria farmacêutica pelas seguintes razões:

- Capacidade de destruir rapidamente bactérias, vírus, e esporos.
- Excelente agente para esterilização e despirogenização da água e de containers.
- Possibilidade de ser convertido (fotolíticamente) em oxigênio levando a eliminação do risco de degradação pelo ozônio residual.

Vários métodos de controle microbiológico, como a ultrafiltração, a radiação ultravioleta, a pasteurização e a absorção de resina podem promover altos níveis de desinfecção da água, mas nenhum destes métodos é capaz de produzir água estéril continuamente. O ozônio foi o primeiro a ser efetivo no processamento de água para este fim.

O ozônio apresenta vantagens no tratamento de água em relação a outros desinfetantes, legando à água características como ausência de turbidez, de odor e sabor desagradáveis.

Como resultado dessas descobertas, o uso do ozônio como agente desinfetante tornou-se mais amplamente aceito e adotado em várias aplicações, contribuindo para a promoção da saúde pública e a prevenção de doenças transmitidas pela água.

Capítulo VI

A Estrutura Química

Para entendermos melhor sobre o ozônio, precisamos primeiramente entendermos um pouco sobre sua formação e para isso devemos ter um pouco de conhecimento sobre o oxigênio.

O oxigênio é um elemento químico da natureza, presente na tabela periódica, com símbolo "O" e número atômico 8.

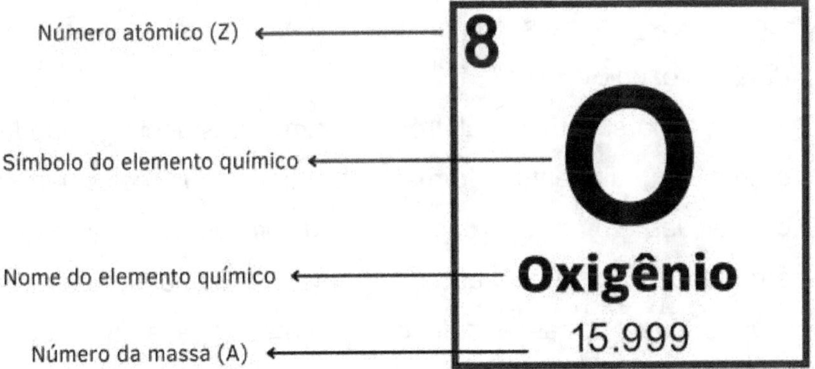

É um dos elementos químicos mais abundantes na superfície da Terra e desempenha um papel vital na sustentação da vida como a conhecemos. Em seu estado natural é gasoso e é encontrado principalmente na forma de moléculas diatômicas, representadas como O2, conhecido como gás oxigênio.

Do ponto de vista químico, o oxigênio é altamente reativo e participa de uma variedade de reações químicas essenciais para a sobrevivência de organismos vivos e para muitos processos industriais.

Ele desempenha um papel crucial na respiração celular, onde é usado para oxidar moléculas de nutrientes e produzir energia. Além disso, o oxigênio é utilizado na combustão de combustíveis, na metalurgia, na produção de produtos químicos e na purificação de água.

O Oxigênio pode existir em diferentes formas alotrópicas, as mais conhecidas são o oxigênio molecular (O2) e o ozônio (O3).

Uma substância alotrópica é uma substância que pode existir em diferentes formas cristalinas ou moleculares, conhecidas como alótropos, nas quais os átomos estão arranjados de maneiras diferentes. Cada alótropo tem propriedades físicas e químicas distintas, apesar de serem compostos pelos mesmos elementos químicos.

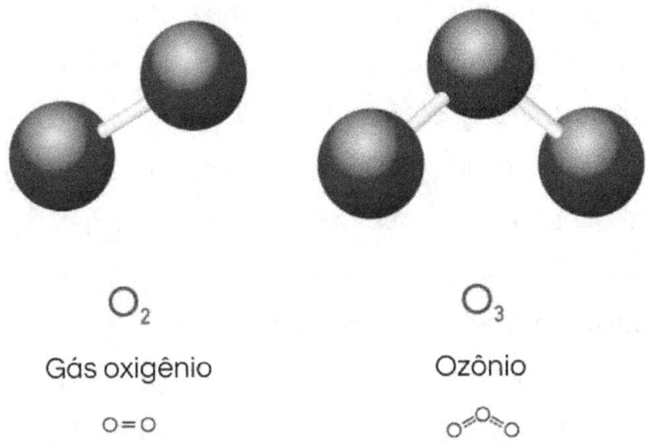

O oxigênio molecular, O2, é a forma mais estável e comum do oxigênio e o Ozônio (O3) é a forma alotrópica menos comum do oxigênio.

Em resumo, o oxigênio é um elemento químico vital para a vida na Terra, com uma ampla gama de aplicações em diversos campos, desde a respiração celular até a produção industrial e tecnológica. Sua importância fundamental é refletida em sua presença abundante e em sua ampla utilização em todo o mundo.

Agora vamos voltar a falar sobre o ozônio

O Ozônio é uma molécula composta por três átomos de oxigênio.É um gás semelhante ao oxigênio (O2) , mas com uma molécula a mais de oxigênio (O3).

O ozônio ou ozono ou ozónio, conhecido como trioxigênio segundo a nomenclatura da IUPAC (União Internacional de Química Pura e Aplicada), é um alótropo triatômico do oxigênio.

Em condições normais , o ozônio é um gás incolor com um odor característico perceptível. Sim, o gás ozônio, quando puro, é incolor. No entanto, quando está presente em concentrações elevadas na atmosfera, como na estratosfera terrestre, pode manifestar uma coloração azul claro devido à dispersão da luz solar. Essa coloração azulada é observada principalmente em regiões onde a concentração de ozônio é mais alta, como na camada de ozônio.

Capítulo VII

A Camada de Ozônio

O ozônio (O3) é um dos gases que compõe a atmosfera e cerca de 90% de suas moléculas se concentram entre 20 e 35 km de altitude, região denominada Camada de Ozônio, localizada na estratosfera terrestre.

Sua importância está no fato de ser o principal e quase único gás que filtra a radiação ultravioleta do tipo B (UV-B), nociva aos seres vivos.

Enquanto o ozônio na estratosfera é benéfico, protegendo-nos dos raios ultravioleta prejudiciais do sol, o ozônio rente a superfície da Terra pode ser prejudicial à saúde humana e ao meio ambiente. O ozônio próximo à superfície é um gás que pode causar problemas respiratórios, irritação nos olhos, dor de garganta e outros efeitos adversos em humanos e animais. Portanto, embora o ozônio desempenhe um papel importante na atmosfera superior, sua presença em níveis elevados na superfície terrestre é preocupante.

De acordo com a UCAR (University Corporation for Atmospheric Research), cerca de 3-7% do efeito estufa na Terra é devido ao ozônio, ou seja, ele é um gás que participa em menor escala no efeito estufa.

Os outros gases participantes seriam o dióxido de carbono, vapor d' água, gás metano, óxido nitroso e gases fluorados. Essas moléculas desses gases têm a propriedade de reter o calor com muito mais facilidade que o ozônio.

A lista negra dos produtos danosos à camada de ozônio inclui os óxidos nítricos e nitrosos expelidos pelos exaustores dos veículos e o CO_2 produzido pela queima de combustíveis fósseis, como o carvão e o petróleo. Mas, em termos de efeitos destrutivos sobre a camada de ozônio, nada se compara ao grupo de gases chamado clorofluorcarbonos, os CFCs.

Depois de liberados no ar, os CFCs (usados como propelentes em aerossóis, como isolantes em equipamentos de refrigeração e para produzir materiais plásticos) levam cerca de oito anos para chegar à estratosfera onde, atingidos pela radiação ultravioleta, se desintegram e liberam cloro. Por sua vez, o cloro reage com o ozônio que, consequentemente, é transformado em oxigênio (O_2). O problema é que o oxigênio não é capaz de proteger o planeta dos raios ultravioleta. Uma única molécula de CFC pode destruir 100 mil moléculas de ozônio.

O Protocolo de Montreal é um tratado internacional projetado para proteger a camada de ozônio estratosférica, que foi adotado em 1987 durante uma conferência realizada em Montreal, Canadá. Ele é considerado um dos mais bem-sucedidos acordos ambientais globais até hoje.

O principal objetivo do Protocolo de Montreal é eliminar gradualmente a produção e o uso de substâncias que destroem o ozônio, como os clorofluorcarbonetos (CFCs), os hidroclorofluorcarbonetos (HCFCs) e os halons. Essas substâncias são conhecidas por reagir com o ozônio na estratosfera e causar sua destruição, levando à formação de buracos na camada de ozônio.

Como resultado desse tratado e de seus subsequentes ajustes, a produção e o consumo de muitos dos principais produtos químicos que destroem o ozônio foram significativamente reduzidos em todo o mundo.

O sucesso do Protocolo de Montreal é evidenciado pela recuperação gradual da camada de ozônio observada desde a década de 1990. Ele serve como um exemplo inspirador de cooperação internacional bem-sucedida para abordar questões ambientais globais urgentes e proteger a saúde do planeta.

Capítulo VIII

A Toxicidade do Ozônio

O ozônio (O3) na estratosfera, bloqueia a irradiação ultravioleta excessiva da terra, enquanto, na troposfera, que é a camada mais próxima da superfície terrestre, danifica as funções pulmonares e pode levar a doenças graves. Existem inúmeros estudos mostrando que a inalação prolongada de ozônio prejudica o sistema respiratório e os órgãos extrapulmonares.

O ozônio tem alto poder oxidativo e, por isso, é muito tóxico às plantas, podendo causar danos consideráveis às espécies vegetais nativas e culturas agrícolas

O lado perigoso do ozônio para a saúde humana acontece quando ele é inalado diretamente. Não temos conhecimento dos perigos da exposição ao ozônio e suas fontes que podem estar presentes em ambientes fechados, como dentro de sua casa ou escritório. Apenas o ozônio respirável é prejudicial.

De acordo com a agência de proteção ambiental dos EUA, a inalação de ozônio pode causar tosse, falta de ar, piorar os sintomas de asma ou bronquite e causar irritação e danos às vias aéreas. Altas exposições ao ozônio em intervalos curtos podem até resultar em distúrbios como câncer de pulmão, pneumonia, embolia pulmonar e possivelmente morte. Não há dúvida de que o ozônio inalado pode matá-lo.

As exposições ao ozônio, caso inalado, pode causar:

- Constrição das vias aéreas respiratórias.
- Reações alérgicas
- Dor na garganta
- Dor no peito ao respirar profundamente
- Torna os pulmões vulneráveis a doenças.
- Agravamento dos sintomas da asma
- Aumento da frequência de infecções respiratórias
- Redução da capacidade pulmonar.
- Afeta o Sistema cardiovascular
- Edemas pulmonares
- Causa inflamação dos Brônquios

Caso uma pessoa tenha inalado acidentalmente o gás ozônio, deverá ser imediatamente direcionada ao setor de saúde para avaliar a necessidade de inalação de oxigênio ou administração de drogas broncodilatadoras como N-acetilcisteína e antioxidantes como vitamina C.

É fundamental reforçar que estes efeitos tóxicos do ozônio estão relacionados ao sistema pulmonar. Em outras vias e órgãos, o ozônio ao entrar em contato com o sangue ou fluídos intersticiais, o estresse oxidativo gerado é pequeno e modifica apenas temporariamente e reversivelmente a homeostase redox celular, devido à ampla atividade antioxidante desempenhada por elementos antioxidantes presentes no plasma sanguíneo e células como eritrócitos.

A forte reatividade indubitável do ozônio contribuiu para estabelecer o dogma de que o ozônio é sempre tóxico e sua aplicação médica deve ser proibida, o que não é verdade, pois nos últimos 30 anos, obteve-se uma compreensão clara da ação do ozônio na biologia, medicina, e em outras áreas, permitindo esclarecer a verdade que o ozônio nem sempre é tóxico.

Capítulo IX

A Produção de Ozônio

Existem várias maneiras de produzir ozônio, mas uma das mais comuns é através da descarga elétrica em oxigênio. Este método envolve a passagem de uma corrente elétrica através de uma fonte de oxigênio, geralmente ar ou oxigênio puro. Aqui está alguns métodos de como isso é feito:

Gerador de ozônio por descarga corona: Um gerador de ozônio por descarga corona utiliza uma alta voltagem para ionizar o oxigênio presente em uma fonte de ar ou oxigênio puro. Isso cria uma reação que transforma o oxigênio em ozônio. O ozônio é então coletado e utilizado para diversas aplicações.

Tubo de descarga de ozônio: Neste método, um tubo de vidro é preenchido com oxigênio ou ar. Uma corrente elétrica é passada através do tubo, ionizando o oxigênio e produzindo ozônio.

Gerador de ozônio Ultra Violeta: Este método utiliza luz ultravioleta para ionizar o oxigênio presente no ar, convertendo-o em ozônio. Os geradores de ozônio UV são comumente utilizados em purificadores de ar e sistemas de tratamento de água.

É importante notar que a produção de ozônio deve ser realizada com cuidado, pois o ozônio é um gás altamente reativo e pode ser perigoso se inalado em concentrações elevadas. Portanto, é essencial seguir as precauções de segurança adequadas ao lidar com ozônio.

Para incorporar o ozônio em água, óleo e outros meios líquidos de forma eficiente é necessário utilizar um gerador de ozônio para produzir o gás e outro equipamento que fará a incorporação na solução aquosa que deseja aplicá-lo.

A garantia dos resultados da incorporação do ozônio em água ou outro meio líquido depende não só do gerador de ozônio, mas também, da tecnologia escolhida para incorporação do gás em meio aquoso. Muitas vezes mais importante que o próprio gerador de ozônio.

A incorporação de ozônio na água pode ter vários propósitos, principalmente relacionados à desinfecção, produtos de limpeza, purificação da água, cosméticos e produtos da área da saúde.

Capítulo X

O Poder do Ozônio

O ozônio é capaz de destruir completamente quantidades impressionantes de esporos, bactérias, vírus, mofo, fungos, bolores, ácaros, insetos, agrotóxicos, micotoxinas e outros contaminantes e, ao mesmo tempo, oxidar qualquer material orgânico que encontrar em seu caminho.

O ozônio elimina 99% das bactérias e 75% dos agrotóxicos presentes na superfície dos alimentos, além de neutralizar cheiro de alho, peixe, ovo e outros odores desagradáveis das louças, mãos e superfícies, em apenas 30 segundos.

Diferente do cloro e de outros químicos normalmente empregados na purificação da água, que geram substâncias nocivas ao fim de suas reações, o ozônio é capaz de eliminar resíduos e organismos vivos sem qualquer dano à saúde.

Isso é possível graças à ação do gás durante a limpeza que, após eliminar as impurezas, libera uma de suas moléculas e retorna ao estado de oxigênio.

O ozônio tem um alto potencial de oxidação, superior ao cloro ou a outros produtos saneantes. O alto potencial de oxidação permite que o ozônio decomponha os compostos orgânicos que o cloro não consegue.

O ozônio ataca e decompõe materiais orgânicos e inorgânicos.

Portanto, o poder oxidante do ozônio é uma ferramenta valiosa em uma variedade de aplicações, desde o tratamento de água potável e efluentes industriais até a desinfecção de ambientes hospitalares e a remediação de áreas contaminadas. Sua capacidade de atacar e decompor uma ampla gama de materiais orgânicos e inorgânicos o torna uma opção versátil e eficaz para a proteção da saúde pública e do meio ambiente.

Capítulo XI

Aplicabilidades do Ozônio na Água

Muitas são as aplicações do ozônio. Suas diferentes possibilidades contam com benefícios próprios, que vão desde a garantia de mais saúde no dia a dia, até a limpeza de alimentos ou feridas.Vejamos alguns:

Água de piscina

Com ação 3.125 vezes mais rápida que a do cloro, e mais eficiente na eliminação de microrganismos, o ozônio já é usado em muitas piscinas de clubes e residências. Ainda tem as seguintes vantagens: é menos poluente e não agride o organismo nem o meio ambiente.

A água das piscinas tratadas com ozônio é mais saudável para quem tem problemas alérgicos (asma,bronquite,rinite,) e não deixa os olhos ardendo, além de prevenir micoses e outras doenças de pele.

Desinfetante de Frutas e Hortaliças

Além de desinfetar frutas e vegetais, a água com ozônio aumenta a vida de prateleira dos produtos e ainda remove os resíduos tóxicos com mais eficiência do que qualquer outra alternativa semelhante.

Pelo fato de que o ozônio é um gás altamente instável, isso não faz ele durar muito tempo, mesmo na água. Normalmente, pede-se uma imersão dos alimentos a serem higienizados por um período de aproximadamente 3 minutos, depois deste período o ozônio passa a perder muito de sua composição. A boa notícia é que sua eficácia como sanitizante chega a ser mais de três mil vezes mais rápida do que a ação do cloro.

A grande vantagem da técnica em relação a outras alternativas é que, além do alto poder de desinfecção, o método ainda preserva as propriedades físico-químicas dos alimentos e não deixa resíduos de sua redução. Veja alguns resultados do ozônio como descontaminador de frutas, verduras e legumes:

Maçã: Diminuiu em média 73% dos agrotóxicos encontrados na fruta.

Couve: Já nos testes desta hortaliça, foi possível reduzir 53% a quantidade de agrotóxicos.

Alface: A redução da concentração de agrotóxicos nas folhas de alface pode chegar a 58% .

Tomate: Reduziu a ação dos agrotóxicos em cerca de 40%.

Água Ozonizada para Consumo

A água ozonizada para consumo é uma poderosa aliada na busca por uma vida mais saudável e sustentável. Sua característica distintiva de rápida decomposição do ozônio garante uma purificação eficaz, eliminando contaminantes e microrganismos indesejados sem deixar resíduos nocivos.

No entanto, devido à sua natureza efêmera, é importante compreender que não é possível armazenar água ozonizada em frascos para consumo posterior. O ozônio se degrada rapidamente após a ozonização, perdendo sua eficácia como agente de purificação

Graças a esta característica de rápida decomposição do ozônio, será impossível levar água ozonizada em um frasco para o seu trabalho.

O tempo de duração do ozônio na água após a ozonização pode variar dependendo de diversos fatores, como a temperatura da água, o pH, a concentração inicial de ozônio, entre outros. Em condições ideais, o ozônio pode persistir por alguns minutos na água, mas sua concentração diminuirá gradualmente ao longo do tempo devido à sua rápida decomposição.

Quando ingerida, a água ozonizada pode beneficiar o organismo de diversas formas, promovendo a desintoxicação, aumentando a energia e fortalecendo o sistema imunológico. Seu consumo regular pode contribuir para uma melhor saúde gastrointestinal, proporcionando alívio de sintomas como indigestão e refluxo ácido. O uso de água ozonizada pode resultar em rejuvenescimento da pele, graças às suas propriedades antioxidantes e estimulantes da circulação sanguínea.

Procure observar a limitação recomendada de ozônio, que é de 0,2 ppm (partes por milhão). Nessa concentração, o gás é totalmente seguro na água e é capaz de gerar todos os efeitos benéficos supracitados.

Também é importante lembrar que a água ozonizada deve ser pré-filtrada. O mais comum é que sejam utilizados filtros de carvão ativado, que removem o cloro e garantem que a água fique perfeita para a inserção do ozônio.

Enxaguante Bucal

A prática de bochechos com água ozonizada apresenta-se como uma alternativa eficaz para prevenir e combater o mau hálito. Ao utilizar água ozonizada para enxágue bucal, os benefícios vão além da simples frescura momentânea, alcançando uma desinfecção profunda e efetiva da cavidade bucal. O ozônio presente na água ataca e elimina as bactérias responsáveis pelo mau odor, proporcionando uma sensação de limpeza e frescor que perdura ao longo do dia.

Além disso, a ação oxidante do ozônio auxilia na remoção de resíduos e na redução da placa bacteriana, contribuindo para a saúde bucal geral e prevenindo problemas como cáries e gengivite. Incorporar o bochecho com água ozonizada em sua rotina de higiene bucal pode ser uma medida simples, porém eficaz, para manter o hálito fresco e a saúde da boca em dia.

Limpeza de Feridas

A aplicação de água ozonizada em feridas tem demonstrado ser uma prática eficaz para acelerar o processo de cicatrização e prevenir infecções. O ozônio presente na água atua como um agente desinfetante, eliminando bactérias e microrganismos nocivos que podem retardar a cicatrização e aumentar o risco de infecções. Além disso, o ozônio estimula a circulação sanguínea na área afetada, promovendo uma melhor oxigenação dos tecidos e acelerando a regeneração celular. Incorporar a água ozonizada na limpeza de feridas pode ser uma medida simples e eficaz para garantir uma recuperação rápida e livre de complicações.

Lavagem de Pés e Mãos

A imersão das mãos ou pés em água ozonizada tem se mostrado uma técnica eficaz na remoção de odores indesejados e na promoção da higienização profunda. O ozônio presente na água atua como um potente agente desodorizante, neutralizando os compostos responsáveis pelo mau cheiro e deixando a pele com uma sensação de frescor e limpeza.

Além disso, a ação antibacteriana do ozônio ajuda a eliminar germes e bactérias que podem causar odores desagradáveis, proporcionando uma sensação de bem-estar e conforto após o uso. Incorporar a imersão em água ozonizada como parte da rotina de cuidados pessoais pode ser uma maneira simples e eficaz de manter mãos e pés limpos, frescos e livres de odores ao longo do dia.

Higienização de Carnes

A higienização de carnes frescas por meio da aplicação de água ozonizada é uma prática eficiente na eliminação de toxinas e microrganismos prejudiciais presentes em aves, peixes e carne de gado. O ozônio, ao entrar em contato com a superfície das carnes, age como um poderoso agente desinfetante, destruindo patógenos como bactérias, vírus e parasitas que podem representar riscos à saúde humana.

Além disso, o ozônio ajuda a prolongar a vida útil das carnes frescas, minimizando o crescimento de microorganismos deteriorantes e preservando sua qualidade e segurança alimentar. Incorporar a higienização com água ozonizada no processo de preparação e manipulação de carnes frescas é uma medida importante para garantir a segurança e a qualidade dos alimentos consumidos.

Em resumo, a água ozonizada é uma opção versátil e poderosa para a purificação e higienização, tanto do corpo quanto dos alimentos. Seus benefícios para a saúde e o meio ambiente tornam-na uma escolha inteligente para quem busca uma vida mais saudável e sustentável.

Capítulo XII

Eletrodomésticos Poluentes

Muitos produtos elétricos são emissores de ozônio e podem liberar ozônio para o ambiente. Alguns eletrodomésticos dentro de suas casas ou escritório podem emitir ozônio como um derivado colateral indesejado.

Como as populações em países industrializados passam em média mais de 80% de seu tempo em ambientes fechados, tal poluição tem sido encarada como um importante problema para a saúde pública.

Essas fontes geradoras incluem:

- **Impressoras a laser e fotocopiadoras**: O gás ozônio é gerado a partir de um processo eletrofotográfico, durante a impressão ou fotocópia.

- **Certos purificadores de ar**: Os purificadores de ar devem funcionar alterando os poluentes nocivos do ar. Assim, o ar é purificado e considerado inofensivo. Certos purificadores de ar alteram a natureza das partículas de ar e produzem ozônio como subproduto.

- **Vaporizadores faciais**: A exposição a vaporizadores faciais específicos que usam lâmpadas UV que emitem ozônio pode levantar preocupações para grupos sensíveis, como pessoas com infecções e doenças pulmonares ou pessoas que usam esses produtos diariamente.

- **Aparelhos de tratamento de água de lavanderia**: O ozônio reage com compostos orgânicos e os oxida, funcionando tão efetivamente quanto um detergente. O uso excessivo de tais produtos não é recomendado.

- **Aparelhos de Ar Condicionado**: os aparelhos produzem pequenas quantidades de ozônio como um subproduto de seu funcionamento. Isso geralmente ocorre em unidades mais antigas que usam certos tipos de tecnologia, como os ionizadores ou geradores de ozônio, para remover odores ou partículas do ar.

Diante de tal cenário, diversos países têm buscado alternativas eficientes e cujo custo não torne suas aplicações inviáveis. Filtros de carvão ativado em aparelhos de ar condicionado reduzem os poluentes, mas seus custos de instalação e de manutenção são elevados.

Um grupo de cientistas da Universidade do Estado da Pensilvânia, nos Estados Unidos, publicou os resultados de um estudo que avaliou os efeitos de três plantas ornamentais comuns sob os níveis de ozônio em ambientes fechados. O trabalho foi publicado na revista HortTechnology, da Sociedade Norte-Americana de Ciência da Horticultura.

Os pesquisadores utilizaram 3 plantas:

- **Espada-de-são-jorge** (Sansevieria trifasciata).
- **Clorofito**, (Chlorophytum comosum), também conhecido como clorofila, gravatinha ou paulistinha
- **Jiboia-verde** (Epipremnum aureum).

E o estudo demonstrou que no ambiente onde continham essas plantas, a eliminação do ozônio foi maior. Esses achados apontam para o potencial dessas plantas como uma alternativa eficiente e acessível para purificar o ar em espaços internos, oferecendo uma solução promissora para melhorar a qualidade do ar em ambientes fechados.

A utilização dessas plantas podem servir como uma alternativa eficiente e de baixo custo para ajudar a purificar o ar.

Capítulo XIII

Ozonioterapia

A ozonioterapia é uma modalidade terapêutica que utiliza o ozônio para fins médicos. Esta terapia tem atraído interesse crescente tanto na medicina convencional quanto na medicina alternativa, devido aos seus potenciais benefícios em uma variedade de condições de saúde.

No vasto campo da medicina, a ozonioterapia se destaca como uma abordagem terapêutica cada vez mais reconhecida.

As aplicações da ozonioterapia são vastas e abrangem uma ampla gama de condições, desde feridas crônicas e infecções até doenças autoimunes e câncer. Seu mecanismo de ação envolve uma interação complexa com o organismo humano, incluindo propriedades antimicrobianas, anti-inflamatórias, antioxidantes e moduladoras do sistema imunológico.

Ao longo das próximas páginas, exploraremos em detalhes como a ozonioterapia é administrada, suas diferentes modalidades de aplicação e as evidências científicas que sustentam sua eficácia.

Prepare-se para mergulhar em um mundo fascinante de ciência, inovação e cura, onde o simples ato de respirar se torna uma fonte de esperança e renovação para a saúde humana.

A Ozonioterapia é um procedimento terapêutico que emprega a combinação de ozônio com oxigênio, ou outro meio, para tratar ou complementar o tratamento de diversas condições médicas. Os defensores desse método aproveitam as propriedades oxidativas presentes nessa mistura, também chamada de ozônio medicinal. Essa terapia pode ser aplicada de diferentes formas, como a intravenosa, a tópica ou até mesmo a inalação.

Existem várias formas de ozonioterapia, cada uma com diferentes métodos de aplicação do ozônio. Algumas das formas de ozonioterapia incluem:

1. **Injeções locais**: O ozônio é injetado diretamente em áreas específicas do corpo para tratar condições como dores articulares, lesões musculares ou infecções cutâneas.

2. **Injeção intramuscular**: O ozônio é injetado diretamente nos músculos para tratar condições musculares, como espasmos, tensões ou inflamações.

3. **Insuflação retal**: O ozônio é introduzido no corpo através do reto, onde é absorvido pela parede intestinal e entra na corrente sanguínea.

4. **Insuflação vagina**l: Similar à insuflação retal, o ozônio é administrado na cavidade vaginal para tratar uma variedade de condições ginecológicas.

5. **Auto-hemoterapia**: Neste método, uma pequena quantidade de sangue do paciente é retirada, misturada com uma quantidade específica de ozônio e então reintroduzida na corrente sanguínea do paciente.

6. **Banhos de ozônio**: Neste método, o ozônio é dissolvido em água e o paciente é imerso nessa solução para tratar problemas de pele, infecções fúngicas ou condições inflamatórias.

7. **Inalação de gás ozônio**: O paciente respira uma mistura de oxigênio e ozônio para tratar doenças respiratórias, como sinusite, bronquite ou asma.

8. **Óleo ozonizado**: O ozônio é misturado com óleos vegetais para criar uma pomada ou gel que pode ser aplicado na pele para tratar feridas, queimaduras, infecções cutâneas ou outras condições dermatológicas.

9. **Injeção intra-articular**: O ozônio é injetado diretamente nas articulações para tratar problemas

como osteoartrite, artrite reumatoide ou lesões articulares.

10. **Injeção intradiscal**: Esta forma de ozonioterapia é utilizada no tratamento de hérnias de disco e outras condições da coluna vertebral, onde o ozônio é injetado diretamente no disco intervertebral afetado.

11. **Injeção subcutânea**: O ozônio é injetado sob a pele para tratar uma variedade de condições dermatológicas, como acne, eczema ou psoríase.

12. **Hemodiálise com ozônio**: Durante o processo de hemodiálise, o sangue do paciente é exposto ao ozônio para ajudar a reduzir os níveis de toxinas e melhorar a eficácia do tratamento.

13. **Ozônio por via tópica**: O ozônio é aplicado diretamente na pele através de compressas, banhos ou cremes para tratar uma variedade de condições dermatológicas, feridas ou infecções cutâneas.

14. **Insuflação auricular**: O ozônio é administrado através do canal auditivo para tratar infecções do ouvido ou problemas relacionados à audição.

15. **Injeção intravenosa direta**: O ozônio é injetado diretamente na corrente sanguínea do paciente para tratar infecções sistêmicas, melhorar a circulação sanguínea ou fortalecer o sistema imunológico.

16. **Sauna de ozônio**: O ozônio é introduzido em uma sauna ou cabine de vapor para tratar uma variedade de condições de saúde, incluindo desintoxicação, melhorar a circulação e promover o relaxamento.

17. **Água ozonizada para consumo**: A água é ozonizada para consumo humano, podendo ser usada para beber, preparar alimentos ou como uma forma de desintoxicação interna.

18. **Insuflação nasal**: O ozônio é administrado diretamente nas passagens nasais para tratar infecções respiratórias superiores, como sinusite ou rinite.

19. **Aplicação intrauterin**a: O ozônio é aplicado dentro do útero para tratar problemas ginecológicos, como infecções uterinas ou endometriose.

20. **Injeção intraocular**: O ozônio é injetado no globo ocular para tratar condições oculares, como degeneração macular ou retinite pigmentosa.

21. **Aplicação intranasal**: O ozônio é aplicado diretamente nas narinas para tratar problemas de sinusite, congestão nasal ou alergias respiratórias.

22. **Injeção intralinfática**: O ozônio é injetado diretamente no sistema linfático para tratar infecções sistêmicas ou distúrbios imunológicos.

23. **Infiltração ozonizada**: O ozônio é injetado em tecidos moles ou áreas afetadas para promover a cicatrização de feridas, reduzir a inflamação ou aliviar a dor.

Desde sua introdução, essa técnica de tratamento baseada no uso do ozônio tem sido aplicada com sucesso em diversas disciplinas médicas e terapêuticas, incluindo odontologia, dermatologia, tratamento capilar, entre outras. Nesta exploração, vamos examinar as finalidades da ozonioterapia em diferentes campos da medicina e suas aplicações práticas para o bem-estar e a saúde dos pacientes.

A ozonioterapia tem sido utilizada como um tratamento complementar em uma variedade de condições de saúde. Embora seja importante ressaltar que seu uso deve ser supervisionado por profissionais de saúde qualificados e integrado a outras formas de tratamento quando necessário, algumas das doenças e condições que podem ser tratadas com ozonioterapia incluem:

- Infecções de pele
- Feridas infectadas
- Infecções respiratórias
- Infecções do trato urinário
- Tendinites
- Bursites
- Hérnias de disco
- Osteoartrite
- Fibromialgia
- Artrite reumatoide

- Lúpus eritematoso sistêmico
- Doença arterial periférica
- Úlceras vasculares
- Insuficiência venosa crônica
- Herpes genital
- Herpes labial
- Herpes zoster
- Hepatite viral
- Candidíase
- Sinusite
- Doença de Crohn
- Colite ulcerativa
- Bronquite
- Asma
- Dores musculares
- Dores articulares
- Celulite
- Acne
- Dermatite

A ozonioterapia oferece uma gama diversificada de métodos de aplicação, cada um com suas particularidades e aplicações específicas. Essas técnicas, quando realizadas de forma adequada e sob supervisão profissional, podem oferecer benefícios significativos para a saúde, complementando tratamentos convencionais e promovendo o bem-estar pessoal.

Doenças Dentárias

O ozônio tem sido utilizado na odontologia para tratar diversas condições, como cáries, gengivite e infecções dentárias. Ele pode ser aplicado diretamente nos dentes afetados, ajudando na desinfecção e estimulando a regeneração dos tecidos.

Na odontologia, a utilização de óleos ozonizados tem seguido os progressos e métodos terapêuticos com notável eficácia e compatibilidade biológica. Pesquisas científicas evidenciam a efetividade em diversas áreas da odontologia para tratamento de variadas afecções bucais.

No âmbito das lesões na cavidade oral, os estudos indicam o suporte no tratamento de lesões de osteonecrose e osteomielite, herpes labial, candidíase oral e queilite angular, além de uma diminuição na sensação de queimação causada pelo líquen plano oral após a utilização de óleo ozonizado.

Para condições como úlceras aftosas recorrentes, estomatite, úlceras traumáticas e lesões vesículo-bolhosas, a aplicação de óleo ozonizado pode contribuir para aliviar os sintomas dolorosos e facilitar a rápida cicatrização dos tecidos afetados.

Diminuição de Estrias

A ozonioterapia tem emergido como uma opção promissora no tratamento das estrias, oferecendo uma abordagem não invasiva e eficaz para melhorar a aparência da pele afetada. O ozônio atua estimulando a circulação sanguínea na região, promovendo a regeneração celular e aumentando a produção de colágeno e elastina, essenciais para a saúde e elasticidade da pele. Além disso, o ozônio exerce propriedades antioxidantes e anti-inflamatórias, que ajudam a reduzir a inflamação associada às estrias e a minimizar sua aparência.

Tratamentos capilares

O gás ozônio aumenta a produção de colágeno pelo corpo, que, por sua vez, está ligado ao crescimento de cabelo. Assim, a ozonioterapia é muito eficiente para pessoas que estão com variações hormonais, queda capilar por estresse ou pelo avanço da idade.

Tratamento de Acne

A acne é um problema que tem diferentes graus, mas causas em comum. A ozonioterapia pode oferecer benefícios significativos, ajudando a reduzir a inflamação e o excesso de oleosidade na pele, o que pode contribuir para o tratamento e controle da acne

Atenuação de Manchas e Marcas na Pele

Manchas naturais ou causadas por queimaduras e outras razões podem ser camufladas através do tratamento estético com o gás ozônio. A substância age na área com a marca, equilibrando o tom do local com a cor natural da pele.

Recuperação Muscular

Após exercícios intensos, os músculos podem acumular metabólitos ácidos, como o ácido lático, que contribuem para a fadiga muscular e a sensação de dor. Acredita-se que o ozônio possa ajudar na remoção desses metabólitos, promovendo assim uma recuperação muscular mais rápida e eficaz.

Aumento da Resistência

Alguns estudos sugerem que a terapia com ozônio pode aumentar a capacidade do corpo de transportar oxigênio para os tecidos, o que pode resultar em uma melhoria no desempenho aeróbico e na resistência física. Isso pode ser especialmente benéfico para atletas envolvidos em esportes de resistência, como corrida de longa distância e ciclismo.

Prevenção de Lesões

Além de auxiliar na recuperação, o ozônio também pode ser utilizado como medida preventiva contra lesões esportivas. Ao promover a circulação sanguínea e a regeneração dos tecidos, ele pode ajudar a fortalecer os músculos e reduzir o risco de lesões musculares e articulares.

Tratamento de Feridas Crônicas

Uma aplicação conhecida da terapia com ozônio é no tratamento de feridas crônicas e úlceras de difícil cicatrização. O ozônio pode estimular a circulação sanguínea e promover a regeneração dos tecidos, ajudando a acelerar o processo de cicatrização em feridas persistentes.

Mesmo com tantos benefícios da ozonioterapia e o seu risco quase zero de causar algum efeito colateral ou ser contraindicado para alguns grupos, é muito importante fazer uma avaliação médica. A consulta é necessária antes e depois de recorrer a esse tratamento, para se certificar de que tudo ficará seguro com a sua saúde.

Capítulo XIV

Produtos Ozonizados

Nos últimos anos, testemunhamos um crescimento significativo na popularidade e na disponibilidade de produtos ozonizados no mercado global. Desde cosméticos e produtos de cuidados pessoais até equipamentos médicos e dispositivos de purificação de água, o ozônio tem encontrado uma ampla gama de aplicações comerciais devido às suas propriedades únicas e benéficas. Esta expansão reflete não apenas a crescente conscientização sobre os potenciais benefícios do ozônio para a saúde e o bem-estar, mas também os avanços na tecnologia de ozonização e na compreensão de suas aplicações práticas.

Neste livro, exploraremos a variedade de produtos ozonizados disponíveis atualmente, mergulhando nas suas aplicações, benefícios e considerações importantes para os consumidores. Ao entender melhor o mundo fascinante dos produtos ozonizados, esperamos fornecer informações valiosas para aqueles que buscam melhorar sua qualidade de vida e explorar alternativas naturais para o cuidado pessoal e a saúde.

Em relação a contraindicações, é preciso ficar atento a algumas delas. Pessoas com hipertireoidismo descompensado, hipertensão arterial severa, diabetes mellitus descontrolada ou com anemia grave precisam estar estáveis antes da aplicação do ozônio.

Óleos Ozonizados

Desde suas primeiras manifestações clínicas em 1859, o uso de óleos ozonizados tem sido objeto de amplos estudos. Essa modalidade de aplicação do ozônio resulta da reação química entre o gás ozônio e os ácidos graxos insaturados presentes nos óleos vegetais, conferindo-lhes uma notável estabilidade em comparação ao ozônio gasoso e à água ozonizada. Tal reação de ozonização dos óleos produz moléculas novas e estáveis, tais como cetonas, aldeídos, bem como diversos compostos oxigenados, que irão ser responsáveis pelos efeitos benéficos promovidos.

Os óleos ozonizados apresentam uma série de efeitos clínicos benéficos, incluindo ação antimicrobiana contra várias cepas, incluindo S. aureus e S. epidermidis, ambas suscetíveis e resistentes à antibióticos como a meticilina. Além disso, foi relatado que o tratamento tópico com óleo ozonizado ativa a microcirculação local, melhora a oxigenação celular, estimula os sistemas antioxidantes e estimula o reparo tecidual assim como a cicatrização de lesões.

Óleo de Girassol

O óleo de girassol ozonizado é um produto que tem ganhado popularidade na área da saúde e da beleza devido aos potenciais benefícios associados ao ozônio. O óleo de girassol ozonizado é produzido através de um processo chamado ozonização, no qual o ozônio é borbulhado através do óleo de girassol. Durante esse processo, o ozônio reage com os ácidos graxos insaturados presentes no óleo, formando compostos ozonizados que são considerados responsáveis pelos seus efeitos terapêuticos.

Dentre esses efeitos, podemos citar :

Propriedades Antimicrobianas

O óleo de girassol ozonizado é conhecido por suas potentes propriedades antimicrobianas e antifúngicas. Ele pode ser aplicado topicamente para tratar uma variedade de condições de pele, como acne, eczema, psoríase, feridas infectadas e infecções fúngicas, devido à sua capacidade de eliminar microorganismos patogênicos.

Ação Anti-inflamatória

Além de suas propriedades antimicrobianas, o óleo de girassol ozonizado também possui propriedades anti-inflamatórias. Ele pode ajudar a reduzir a inflamação e a vermelhidão associadas a condições de pele inflamatórias, proporcionando alívio para a pele irritada e sensível.

Cicatrização de Feridas

O óleo de girassol ozonizado é frequentemente utilizado para promover a cicatrização de feridas e lesões cutâneas. Ele pode acelerar o processo de regeneração dos tecidos, estimulando a produção de colágeno e fibras elásticas, o que pode ajudar a reduzir o tempo de cicatrização e minimizar a formação de cicatrizes.

Hidratação da Pele

Devido à sua composição rica em ácidos graxos e antioxidantes, o óleo de girassol ozonizado também pode ajudar a hidratar e nutrir a pele, deixando-a macia, suave e revitalizada. Ele pode ser utilizado como um hidratante natural para o rosto e o corpo, especialmente em áreas secas e ásperas.

É importante notar que, embora o óleo de girassol ozonizado tenha mostrado ser seguro e eficaz para muitas pessoas, é sempre recomendável realizar um teste de patch (teste de pele) antes de usar qualquer produto novo na pele, especialmente se você tiver pele sensível ou propensa a alergias. Além disso, consulte um profissional de saúde ou dermatologista se tiver dúvidas sobre o uso do óleo de girassol ozonizado para suas necessidades específicas.

Além do óleo de girassol, outros tipos de óleos são comumente ozonizados para diversos fins terapêuticos e cosméticos. Aqui estão alguns dos óleos mais utilizados na ozonização.

Óleo de Oliva Ozonizado

O óleo de oliva é um dos óleos mais populares para ozonização devido à sua composição rica em ácidos graxos e antioxidantes. O óleo de oliva ozonizado é frequentemente utilizado em produtos de cuidados com a pele, como cremes hidratantes, loções e sabonetes, devido às suas propriedades hidratantes e regeneradoras.

Óleo de Coco Ozonizado

O óleo de coco é outro óleo amplamente utilizado na ozonização devido aos seus muitos benefícios para a pele e o cabelo. O óleo de coco ozonizado pode ser aplicado topicamente para hidratar a pele, fortalecer o cabelo e combater infecções fúngicas e bacterianas devido às suas propriedades antimicrobianas.

Óleo de Jojoba Ozonizado

O óleo de jojoba é conhecido por sua semelhança com o sebo natural da pele humana, tornando-o um excelente hidratante para todos os tipos de pele. O óleo de jojoba ozonizado pode ser usado para equilibrar a produção de óleo da pele, reduzir a acne, suavizar rugas e promover a cicatrização de feridas.

Óleo de Amêndoas Ozonizado

O óleo de amêndoas é rico em ácidos graxos essenciais, vitaminas e minerais, tornando-o um ótimo hidratante para a pele e o cabelo. O óleo de amêndoas ozonizado é frequentemente usado em produtos para cuidados com a pele, como loções corporais, cremes para as mãos e óleos de massagem, devido às suas propriedades emolientes e suavizantes.

Óleo de Abacate Ozonizado

O óleo de abacate é conhecido por sua capacidade de penetrar profundamente na pele, proporcionando hidratação intensa e nutrição. O óleo de abacate ozonizado pode ser usado para acalmar a pele irritada, reduzir a inflamação, promover a cicatrização de feridas e melhorar a elasticidade da pele.

Esses são apenas alguns exemplos dos muitos óleos que podem ser ozonizados para uso terapêutico e cosmético. Cada óleo possui suas próprias propriedades e benefícios únicos, e a escolha do óleo mais adequado depende das necessidades individuais da pele e do cabelo.

Se a intenção primordial for uma ação antimicrobiana em feridas infectadas e contaminadas, recomenda-se o uso do Óleo de Girassol Ozonizado. Por outro lado, se o objetivo for a bioestimulação do processo de reparo tecidual em feridas já em fase de reepitelização, sem presença de infecção, o Óleo de Oliva Ozonizado surge como a escolha mais adequada.

Levando em consideração todos os benefícios mencionados anteriormente, a extensa gama de aplicações clínicas, o custo acessível e a natureza não invasiva da aplicação, os óleos ozonizados emergem como um tratamento promissor, respaldado por evidências científicas e resultados clínicos sólidos, além de demonstrar uma notável biocompatibilidade.

Cosméticos Ozonizados

A ozonização está emergindo como uma técnica inovadora e promissora na indústria de cosméticos, abrindo novas fronteiras para aprimorar a eficácia e os benefícios dos produtos de cuidados pessoais. Shampoos, condicionadores, máscaras faciais, sabonetes e uma variedade de outros cosméticos agora estão sendo enriquecidos com ozônio, aproveitando suas propriedades naturais para promover a saúde da pele e dos cabelos.

Esta revolução cosmética está transformando a maneira como encaramos a rotina de cuidados pessoais, oferecendo uma abordagem integrativa e natural para nutrir, proteger e rejuvenescer a pele e os cabelos. Nesta parte, exploraremos os benefícios da ozonização em cosméticos, suas aplicações práticas e seu impacto na indústria da beleza.

Alguns dos cosméticos ozonizados mais comuns incluem:

- **Cremes faciais ozonizados**
- **Loções corporais ozonizadas**
- **Shampoos e condicionadores ozonizados**
- **Sabonetes ozonizados**

Shampoos e Condicionadores Ozonizados

Limpeza profunda

O ozônio presente nesses produtos ajuda a eliminar sujeira, resíduos e poluentes acumulados no couro cabeludo e nos fios. Isso resulta em uma limpeza profunda e eficaz, deixando o cabelo mais saudável e com aspecto revitalizado.

Controle de Caspa

O ozônio é conhecido por suas propriedades antimicrobianas, o que significa que ele pode combater bactérias, fungos e outros microrganismos que podem causar problemas no couro cabeludo, como caspa e coceira. O uso regular de shampoo e condicionador ozonizado pode ajudar a manter o couro cabeludo limpo e livre de infecções.

Fortalecimento e Estimulação Capilar

A aplicação de ozônio nos cabelos ajuda a melhorar a circulação sanguínea no couro cabeludo, o que por sua vez estimula o fortalecimento dos fios. Além disso, o ozônio auxilia na oxigenação dos folículos capilares, fortalecendo as raízes e contribuindo para um cabelo mais volumoso e saudável.

A oxigenação proporcionada pelo ozônio pode estimular a circulação sanguínea no couro cabeludo, o que por sua vez pode promover o crescimento saudável do cabelo e prevenir a queda excessiva.

Hidratação profunda

O ozônio também tem a capacidade de hidratar e nutrir os cabelos profundamente. Ele ajuda a selar as cutículas dos fios, retendo a umidade e prevenindo a perda de água. Isso resulta em cabelos mais macios, hidratados e menos propensos ao ressecamento.

Alívio de irritações e coceiras

Suas propriedades anti-inflamatórias podem ajudar a acalmar o couro cabeludo irritado e reduzir a coceira associada a condições como dermatite seborreica e eczema.

A aplicação tópica de ozônio em cosméticos tem sido associada a uma série de benefícios, incluindo ação antioxidante, propriedades antimicrobianas e efeitos hidratantes, tornando esses produtos cada vez mais populares entre aqueles que buscam uma abordagem natural para cuidar da pele e dos cabelos.

Gel Massageador Ozonizado

O gel massageador ozonizado é uma formulação que combina gel de massagem com ozônio.

Quando incorporado a um gel de massagem, o ozônio pode potencializar os efeitos terapêuticos da massagem. Ele pode ajudar a aliviar a dor, reduzir a inflamação, melhorar a circulação sanguínea e promover a recuperação muscular.

Esse tipo de gel é comumente utilizado por profissionais de saúde, como fisioterapeutas e massoterapeutas, em diversas terapias de massagem.

O gel ozonizado oferece uma série de benefícios devido às propriedades do ozônio e do gel de massagem. Aqui estão alguns dos benefícios comuns associados ao seu uso:

1. **Alívio da dor**

O ozônio tem propriedades analgésicas que podem ajudar a aliviar dores musculares e articulares. Quando combinado com a massagem, pode proporcionar alívio adicional, relaxando os músculos e reduzindo a tensão.

2. **Ação anti-inflamatória**

O ozônio tem potencial anti-inflamatório, o que pode ajudar a reduzir a inflamação em áreas afetadas do corpo. Isso pode ser especialmente útil para pessoas que sofrem de condições inflamatórias crônicas, como artrite.

3. **Estimulação da circulação sanguínea**

A massagem em si já é conhecida por melhorar a circulação sanguínea. Quando combinada com o ozônio, essa melhoria na circulação pode ser potencializada, o que pode promover uma melhor entrega de nutrientes e oxigênio aos tecidos.

Cremes Faciais Ozonizados

O avanço da ciência e a busca por soluções naturais e eficazes trouxeram à tona uma tendência promissora na indústria de cuidados com a pele: os cremes faciais ozonizados.

Os cremes faciais ozonizados combinam os benefícios do ozônio com ingredientes nutritivos e hidratantes, proporcionando uma abordagem holística para cuidar da pele. Esses produtos são especialmente eficazes para:

Hidratação Profunda

O ozônio ajuda a aumentar a permeabilidade da pele, permitindo uma melhor absorção dos ingredientes hidratantes presentes nos cremes faciais. Isso resulta em uma pele mais hidratada, macia e suave.

Combate aos Sinais de Envelhecimento

Os antioxidantes presentes no ozônio ajudam a neutralizar os radicais livres responsáveis pelo envelhecimento precoce da pele, como rugas, linhas finas e manchas. O resultado é uma pele mais firme, tonificada e jovial.

Tratamento de Problemas de Pele

Graças às suas propriedades antimicrobianas e anti-inflamatórias, os cremes faciais ozonizados são eficazes no tratamento de acne, eczema, rosácea e outras condições de pele irritadas ou inflamadas.

Promoção da Cicatrização

O ozônio estimula a circulação sanguínea e aumenta o fluxo de oxigênio para as células da pele, acelerando o processo de cicatrização de feridas, cortes e irritações.

Ao optar por cremes faciais ozonizados, você está escolhendo uma abordagem natural para cuidar da saúde e da beleza da sua pele. Com seus poderosos benefícios antioxidantes, hidratantes e regenerativos, esses produtos oferecem uma maneira eficaz e segura de alcançar uma pele radiante e rejuvenescida.

Aparelhos Ozonizadores de Água

Com o passar do tempo, as técnicas de ozonização foram aprimoradas e os aparelhos ozonizadores são cada vez mais comuns. Clínicas, consultórios, hospitais e residências fazem uso de produtos específicos para oferecer água ozonizada.

Os ozonizadores para água são dispositivos projetados para fornecer água potável enriquecida com ozônio diretamente em residências. Estes sistemas funcionam através da geração controlada de ozônio, que é então dissolvido na água para diversos fins, como consumo humano, limpeza de alimentos e desinfecção de superfícies.

O tratamento com ozônio na água é uma abordagem alternativa de purificação que envolve a introdução do gás ozônio para remover impurezas e criar um ambiente que inibe a multiplicação de microrganismos.

Nos Estados Unidos, o ozônio é reconhecido como um método seguro pela FDA (Food and Drug Administration) e é considerado um dos tratamentos mais eficazes para água em todo o mundo.

Esses aparelhos são frequentemente instalados nas cozinhas, onde a água é consumida e utilizada com mais frequência. Ao passar pela unidade de ozonização, o ozônio é introduzido na água, onde realiza uma variedade de ações benéficas. O processo de ozonização é reconhecido por sua eficácia na eliminação de microorganismos patogênicos, remoção de odores e sabores desagradáveis, bem como na redução de contaminantes orgânicos.

Além disso, os ozonizadores domésticos são valorizados por sua capacidade de proporcionar uma fonte de água fresca e limpa diretamente da torneira, eliminando a necessidade de comprar água engarrafada e reduzindo significativamente a quantidade de cloro da água. Esses sistemas oferecem uma solução conveniente e econômica para famílias preocupadas com a qualidade da água que consomem.

Benefícios:

1. **Desinfecção**: O ozônio é um poderoso agente desinfetante, capaz de eliminar uma ampla variedade de microrganismos, incluindo bactérias, vírus e fungos. Isso torna a água ozonizada mais segura para consumo humano.

2. **Remoção de odores e sabores**: O ozônio também é eficaz na neutralização de odores desagradáveis e na remoção de sabores indesejados da água, resultando em uma água mais fresca e agradável ao paladar.

3. **Redução de contaminantes**: Embora o ozônio seja mais conhecido por sua capacidade de desinfetar, também pode ajudar a reduzir a presença de alguns

contaminantes orgânicos na água, tornando-a mais pura e potável.

4. **Conveniência**: Ter acesso a água ozonizada diretamente da torneira da cozinha oferece uma solução conveniente para famílias preocupadas com a qualidade da água. Isso elimina a necessidade de comprar água engarrafada, o que pode ser mais caro e contribuir para o desperdício de plástico.

Os ozonizadores residenciais de água surgiram como uma solução inovadora e acessível para promover a saúde e a segurança da água em nossos lares. Desde os benefícios da ozonioterapia até a desinfecção eficaz da água potável, esses dispositivos oferecem uma maneira conveniente e confiável de garantir a qualidade da água que consumimos e utilizamos diariamente.

Capítulo XV

Relatos Históricos da Ozonioterapia

Em 1915, durante os conflitos da Primeira Guerra Mundial, o ozônio emergiu como uma ferramenta crucial no tratamento de feridas, pé de trincheira, gangrena e os efeitos nefastos do gás venenoso. O Dr. Albert Wolff, residente em Berlim, pioneiramente aplicou o ozônio no tratamento de condições como câncer de cólon, câncer do colo do útero e úlceras de decúbito.

Em 1926, o Dr. Otto Warburg, renomado pesquisador do Instituto Kaiser em Berlim, destacou a hipótese de que a privação de oxigênio no nível celular é um fator determinante no desenvolvimento do câncer. Esta teoria, que lhe rendeu o Prêmio Nobel de Medicina em 1931 e novamente em 1944, permaneceu influente por décadas, sendo ele o único a receber dois Prêmios Nobel de Medicina, e indicado para um terceiro.

Em 1948, o Dr. William Turska, residente no Oregon, iniciou a prática da ozonioterapia, desenvolvendo sua própria máquina e publicando o artigo "Oxidação" em 1951, uma obra ainda relevante nos dias de hoje.

Em 1953, o médico alemão Hans Wolff incorporou o ozônio em sua prática, escrevendo o influente livro "Ozônio Médico" e instruindo numerosos profissionais médicos na terapia de ozônio.

Em 1957, o Dr. J. Hansler patenteou um gerador de ozônio, marcando um marco crucial para a expansão da ozonioterapia na Alemanha. Atualmente, mais de 7000 médicos alemães empregam rotineiramente a terapia de ozônio em suas práticas.

Em 1961, Hans Wolff introduziu as técnicas de auto-hemoterapia.

Em 1977, a Dra. Renate Viebahn forneceu uma visão técnica abrangente da ação do ozônio no organismo.

Em 1979, o Dr. George Freibott iniciou o tratamento de pacientes com AIDS utilizando ozônio, seguido pelo Dr. Horst Kief em 1980, ambos relatando resultados promissores.

Em 1987, Dr. Rilling e Dr. Viebahn publicaram "O Uso do Ozônio na Medicina", um texto fundamental no assunto.

Em 1990, os cubanos reportaram sucesso no tratamento de condições como glaucoma, conjuntivite e retinite pigmentosa com ozônio.

.

Atualmente, após mais de 100 anos de prática, a ozonioterapia é amplamente reconhecida em diversas nações, incluindo França, Turquia, Grécia, Japão, Alemanha, Israel, Bulgária, Rússia, Itália, Hungria, Cuba, Romênia, Polônia e Estados Unidos.

Na Rússia e Ucrânia o tratamento é aprovado pelo Ministério da Saúde e está presente em todos os hospitais do governo.

Em Cuba, a terapia com ozônio está na rotina de todos os hospitais, onde ainda possui 39 centros clínicos de ozonioterapia

Na Alemanha são realizados cerca de 7 milhões de tratamentos por ano e toda a Europa conta com mais de 15 mil médicos que fazem este procedimento.

A prática da Ozonioterapia no Brasil não é nova. Começou em 1975 e na década de 1980, ganhou mais adeptos e atraiu o interesse de algumas universidades.

Capítulo XVI

Contra-Indicações da Ozonioterapia

Embora a ozonioterapia seja considerada segura e eficaz para muitas pessoas, há algumas contra-indicações e precauções a serem consideradas. É importante que os pacientes discutam suas condições de saúde com um profissional de saúde qualificado antes de iniciar qualquer tratamento com ozonioterapia. Aqui estão algumas das contra-indicações comuns:

Gravidez: A ozonioterapia não é recomendada durante a gravidez, pois não há evidências suficientes sobre sua segurança para o feto.

Distúrbios hemorrágicos: Pessoas com distúrbios de coagulação do sangue ou que estejam tomando medicamentos anticoagulantes devem evitar a ozonioterapia devido ao risco aumentado de sangramento.

Transplantes de órgãos: Indivíduos que tenham passado por transplantes de órgãos ou que estejam em lista de espera para transplantes devem evitar a ozonioterapia devido ao potencial de interferência no sistema imunológico.

Hipertireoidismo não controlado: A ozonioterapia pode estimular o metabolismo e a função tireoidiana, portanto, pessoas com hipertireoidismo não controlado devem evitar o tratamento.

Deficiência de G6PD: Pessoas com deficiência de glicose-6-fosfato desidrogenase (G6PD) podem estar em risco de hemólise (ruptura dos glóbulos vermelhos) quando expostas ao ozônio.

Fotossensibilidade: Alguns pacientes podem experimentar sensibilidade à luz após a ozonioterapia, especialmente se forem submetidos a tratamentos de ozônio intravenoso. Eles devem evitar a exposição direta ao sol por um período após o tratamento.

Histórico de convulsões: Pessoas com histórico de convulsões devem ter cautela ao considerar a ozonioterapia, pois pode haver um risco aumentado de desencadear convulsões.

É importante observar que a ozonioterapia pode ter interações com alguns medicamentos e tratamentos, portanto recomenda-se informar seu médico sobre todos os medicamentos que está tomando antes de iniciar o tratamento com ozonioterapia.

Capítulo XVII

Legislação sobre o Ozonioterapia

A Lei nº 14.648, de 4 de agosto de 2023, autoriza a prática da ozonioterapia em todo o território nacional como um procedimento complementar. Esta lei estabelece condições específicas para a realização da ozonioterapia:

1. A ozonioterapia só pode ser administrada por profissionais de saúde de nível superior devidamente registrados em seus respectivos conselhos profissionais.

2. A aplicação da ozonioterapia deve ser feita utilizando equipamentos de produção de ozônio medicinal que estejam de acordo com as regulamentações da Agência Nacional de Vigilância Sanitária (Anvisa) ou órgão equivalente.

3. O profissional responsável pela aplicação da ozonioterapia deve informar ao paciente que o

procedimento é complementar e não substitui outras formas de tratamento convencional.

Essa legislação visa regularizar e garantir a segurança e a qualidade da ozonioterapia como uma opção terapêutica adicional no sistema de saúde brasileiro. A entrada em vigor da lei ocorre na data de sua publicação, promovendo o acesso regulamentado a essa modalidade de tratamento.

A autorização da ozonioterapia como procedimento complementar no território nacional é um marco significativo, pois reconhece oficialmente sua importância e viabilidade dentro do sistema de saúde brasileiro.

Algumas considerações adicionais sobre essa legislação incluem:

Acesso a terapias complementares

A aprovação da ozonioterapia oferece aos adeptos uma opção terapêutica adicional, especialmente para aqueles que procuram tratamentos complementares ou integrativos para suas condições de saúde. Isso pode incluir pessoas com dores crônicas, inflamações, infecções, entre outras condições.

Regulamentação e segurança

Ao estabelecer diretrizes claras para a prática da ozonioterapia, a lei busca garantir a segurança dos praticantes e a qualidade dos procedimentos realizados. Isso é essencial para proteger os indivíduos que optam por esse tipo de tratamento e garantir que seja administrado por profissionais qualificados e em conformidade com as normas sanitárias.

Potencial terapêutico

Estudos e evidências sugerem que a ozonioterapia pode oferecer uma série de benefícios terapêuticos, incluindo propriedades anti-inflamatórias, antimicrobianas, antioxidantes e de melhora na circulação sanguínea. Esses efeitos podem ser úteis no tratamento de uma ampla gama de condições de saúde, desde lesões musculoesqueléticas até doenças infecciosas.

Importância da Informação

A lei enfatiza a importância da informação ao utilizador, garantindo que os indivíduos estejam cientes de que a ozonioterapia é uma opção complementar e que não substitui outras formas de tratamento convencional. Isso promove a transparência e a autonomia do indivíduo na tomada de decisões sobre sua saúde.

No entanto, é importante ressaltar que, embora a ozonioterapia possa oferecer benefícios em determinadas situações, seu uso deve ser baseado em evidências científicas sólidas e individualizado para cada pessoa. Além disso, é fundamental que os profissionais de saúde que realizam esse tipo de terapia estejam adequadamente treinados e sigam protocolos de segurança estabelecidos.

Capítulo XVIII

Fim da Jornada

Ao olharmos para o futuro da ozonioterapia, vislumbramos um vasto horizonte de possibilidades. Avanços na pesquisa, novas tecnologias e uma compreensão mais profunda de seus efeitos abrirão caminho para um uso ainda mais amplo e eficaz dessa terapia promissora.

Ao encerrarmos este livro, convidamos você a se juntar a nós em uma jornada de descoberta e esperança. A ozonioterapia, com sua rica história, sua base científica sólida e suas aplicações clínicas diversificadas, promete continuar a desvendar os segredos da saúde e do bem-estar.

Em nosso esforço conjunto, podemos encontrar não apenas respostas, mas também uma visão de um futuro mais saudável para todos.

O ozônio, com sua natureza enigmática e suas propriedades únicas, foi o protagonista desta jornada. Desvendamos um mundo de potencial terapêutico que desafia as fronteiras da medicina convencional.

Enquanto nos despedimos desta jornada pelos horizontes da ozonioterapia, fazemos isso com um olhar voltado para o futuro, repleto de esperança e otimismo. Através da pesquisa contínua, da prática dedicada e do compromisso com o bem-estar humano, podemos moldar um amanhã onde a ozonioterapia brilha como um farol de cura e renovação.

Que este livro sirva como um guia inspirador em sua própria jornada de descoberta e aprendizado.

— Créditos Especiais —

Este livro é dedicado a todos amigos da Família Ozonteck

Ao meu inestimável amigo Maximiliano Esquivel (Max Brazuca), ao qual tenho uma infinita admiração, e me deu total confiança, de maneira ininterrupta, por todos os obstáculos do processo.Sua presença e apoio foram mais do que fundamentais ao longo deste caminho. Agradeço por sua presença constante e por ser uma luz em momentos de incerteza.

Meus agradecimentos a Gessé Barros, membro valioso da equipe Ozonteck, por sua amizade e encorajamento enquanto eu trabalhava neste projeto.

Ao meu amigo Henrique, que diariamente entrava em minha sala para dar um caloroso abraço de bom dia, trazendo sua alegria e motivação para encarar o dia.

Ao meu Amigo Lincoln Silva, que com toda sua fé, me orientou e me guiou para o caminho da verdade.

Ao meu amigo Jean Azevedo, que raramente aparecia em minha sala, provando que a vida é uma corrida frenética cheia de ocupações.

E a todos os outros, que mesmo não estando citados, fizeram parte de alguma forma, direta ou indiretamente, para que essa obra fosse concluída.

– Referências –

Livros:

BAEZA, J. et al. WFOTs review on evidence based ozone therapy. **World Federation of Ozone Therapy**, v. 116, 2015.

CUCCIO, Gaetano; FRANZINI, Mariano. **Oxigenoterapia com ozônio no tratamento de doenças do tecido adiposo**. Terapia de ozônio, v. 1, 2016.

Artigos Científicos:

Fonte: Pubmed / Abril.2024 – termo de busca avançada: ozone therapy.

Sites:

www.aboz.org.br - Associação Brasileira de Ozonioterapia
www.planalto.gov.br - Site oficial da Presidência da República do Brasil
www.clubedoozonio.com.br - Clube do Ozônio
www.unep.org - Programa das Nações Unidas para o Meio Ambiente
www.philozon.com.br - Site Philozon

[OZÔNIO : A REVOLUÇÃO AZUL]
[COMO UMA MOLÉCULA PODE MUDAR NOSSAS VIDAS]
[Autor : Marcelo Franzen]
[Capa: Marcelo Franzen]
[Ilustrador : Marcelo Franzen]
[Revisão: Marcelo Franzen]
[Editor: Marcelo Franzen]
[Guarapari - ES - Brasil]
[ISBN : 978-65-01-03807-0]
[2024]

www.ingramcontent.com/pod-product-compliance
Lightning Source LLC
Chambersburg PA
CBHW071221130726
47998CB00002B/800